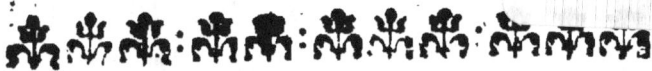

LE BON USAGE
DU THE', DU CAFFE'
ET DU CHOCOLAT.

QUATRIESME PARTIE.

ON TENANT L'EXPLICATION des Figures comprises dans les parties precedentes, & quelques remarques sur des singularitez de nouvelles invention relatives au mesme sujet.

CHAPITRE PREMIER.

Des Figures de la premiere partie.

POUR traicter mon sujet aussi parfaitement qu'il étoit a souhaitter, j'ay dû sup-

poſer un Lecteur également
curieux & ignorant de tout
ce qui en peut faire partie, &
m'impoſer la neceſſité de le
fatisfaire ſans aucune reſer-
ve , mais n'ayant pû ſuivre
ma reſolution , ſans traicter
de diverſes choſes, qui paraî-
tront fort trivialles à un
grand nombre de perſonnes,
j'ay penſé que je devois m'en
expliquer d'une maniere tres
abregée, dans les traitez par-
ticuliers que je viens de donner , & en ſeparer même l'explication des Figures , pour
ne pas fatiquer ceux qui ne
cherchent que de nouvelles
obſervations, ce qui a donné
lieu à cette quatriéme partie,
qui aura ſon utilité , pour
quelques gens , & qui ne ſera

point à charge aux autres.

Or dans la premiere plan-
che de la premiere partie qui
eſt à la page 11. j'ay fait repreſenter la plante du Thé,
ſeulement au nombre de deux
tiges pour ne point confondre
l'objet, étant d'ailleur facil-
le d'en imaginer tout un
champ diſpoſé comme ceux
de nos feves. On voit prés de
ces tiges un Indien qui cueille
les fueilles de Thé l'une apres
l'autre, & qui les amaſſe dans
un petit panier qui eſt à ſes
pieds, ce qui paroît dans un
trop grand éloignement, pour
avoir pû mieux repreſenter
la denteleure de ces fueïlles.

Au devant du champ où ces
tiges ont été placées, j'ay fait
voir un Parquet ſur lequel eſt

un carreau, où est assis un Indien de consideration, tenant
à la main une chique de Por-
celeine remplie de Thé , en
sorte que le Poulce soutient le
dessous de la Chique, en ap-
puyant sur le cercle qui luy
sert de pied , & les doigts in-
dices & du milieu, les bords de
la Chique qui doivent être
receus par les leures, & qui ne
sont jamais trop chauds pour
cela , ce qui fait qu'ils ne brû-
lent point les doigts , non plus
que le cercle de dessous , au
lieu qu'on ne pourroit prendre la Chique par tout autre
endroit sans se brûler, lors que
le Thé y a été mis bouïllant,
outre qu'il seroit difficille de
la tenir d'une façon mieux

seante & plus commode.

Quand à la deuxieme plan-
che de la même partie étant
à la page 34. elle represente à
la premiere Figure la forme
des pots à Thé, qu'on fait
faire en Europe de la gran-
deur que l'on veut, de vermeil
doré, d'argent ou d'étain. La
deuxiéme fait voir un des
pots de la Chine de terre si-
zelée simple, enfin les 3. 4.
& 5. representent trois differens pots de terre la même
montez sur des lampes à
consolles de Leton doré,
ou seulement plané & bru-
ny, que j'ay inventées
pour l'ornement & pour la
commodité, ny ayant rien de
plus propre sur des cabinets
& sur des cheminées, & le Thé

pouvant être fait tres agrea-
blement fur la table même où
l'on mange, ou en tout autre
endroit que l'on veut , au
moyen d'une meche imbibée
d'Efprit de vin , qu'on met
dans la fiole de la lampe.

CHAPITRE II.

Des figures de la feconde Partie.

3   LA planche qui eſt à la
page 86. repreſente la
tige de la plante du Caffé ,
encore chargé de ſon fruit
entier , au bas de laquelle j'ay
encore fait repreſenter la
graine depoüillée de ſon écoſ-
fe, & diviſée par fêves diſtin-
ctes , à la diference de celles
qui ſont encore dans leurs

écoſſes ; car elles y ſont au nombre de deux , jointes du côté où eſt une eſpece de fente ; & où elles ont une ſorte de face applattie , au moyen de laquelle êtant jointes , & renfermées dans leurs écoſ-ſes , elles ont la forme qu'on voit en regardant la tige.

Je dois dire icy par occa-ſion que pendant l'impreſſion de ce livre , le prix du Caffé en graine s'eſt tellement aug-menté , qu'il s'eſt vendu en gros juſqu'a trente cinq ſols la livre , en ſorte qu'il ſe vendra pendant le cours de l'Hiver prochain , au moins quarante ſols , & par conſe-quent un écu en poudre , ſur quoy même les Marchands fidels , ne pourront trou-

qu'un tres mediocre profit.

La deuxiéme planche qui
eft à la page 149. fait voir
à la premiere figure, une caffetiere montée fur un fourneau qui luy eft approprié, &
au moyen duquel on prepare
le Caffé à la vapeur de l'Efprit de vin, le fourneau ayant
dans fon fond une lampe a
trois meches qu'on voit à la
deuxiéme figure, & dans laquelle on met l'Efprit de vin,
pour fervir à l'entretien de la
flamme des meches.

La troifiéme figure reprefente un éteignoir qu'on met
fur la lampe, pour éteindre
les méches lors que le Caffé
eft preparé.

Ces fortes de Caffetieres à
fourneaux peuvent être de

quelque utilité , mais il s'y trouve neanmoins beaucoup de chofes à redire, car en premier lieu elles ne peuvent être portées fans quelque incommodité, par cette raifon qu'elles ont trop de volume, & que la Caffetiere fe fepare trop facilement d'avec le fourneau. En deuxiéme lieu. parce que les trois mêches font un fi grand feu, que tres fouvent il fond la foudeure & l'étamure même du fer blanc. Et en troifiéme lieu, parce que le reftant de l'efprit de vin ne peut être laiffé dans la lampe fans être répandu , & que neanmoins il n'en peut être retiré pour eftre mis dans un autre vaiffeau fans peine & fans embarras.

Ces considerations m'ont por-
té à inventer la Caffetiere por-
traive qui est figurée à la page
151. & qui est d'autant plus com
mode, qu'étant fermée comme
on la voit à la premiere figure
de la planche, elle n'a au plus.
que quatre pouces de haut &
deux de diamettre ; quoy
que dans cét état elle
comprenne le fourneau, la
lampe, l'esprit de vin, le vase
à faire la boisson , la poudre
de Caffé, le Sucre, la cuillere,
un fusil , une bougie , deux
tasses & deux soucoupes , ce
qui n'auroit pû être represen-
té par parcelles , mais j'ay crû
que je devois du moins faire
representer cette caffetiere ,
telle qu'elle est disposée lors
qu'on prepare le Caffé , &

c'eſt ce qu'on voit a la deuxiéme Figure, en laquelle j'ay
fait paroître le manche ouvert
c'eſt à dire en état de ſervir,
au lieu que dans la premiere
il eſt ployé d'une maniere
propre, à ne pas empêcher que
la machine ne ſoit miſe commodement dans la poche.

Il eſt à remarquer que la
Lampe eſt tellement diſpoſée
quelle contient l'Eſprit de vin,
ſans qu'il s'en puiſſe repen-
dre une ſeule goute dans quelque agitation que ce ſoit.

Nos Artiſtes ont de ces
machines de differentes Eſtof-
fes, entre leſquelles il y en a
d'un prix modique, mais qui
ne laiſſent pas d'eſtre tres
propres.

Au ſurplus j'ay dit que

cette Caffetiére n'étoit qu'u-
ne legere idée d'une nouvelle machine beaucoup plus
complette, & en effet on n'aura pas de peine à en demeurer
d'accord, lors qu'on aura leu
ce que nos Artiftes en ont dit
dans la lifte de leurs Marchan-
difes, qu'ils m'ont prié de
placer à la fin de ce Livre.

Quand à la Planche qui
eft à la page 155. outre qu'elle exprime fuffifamment ce
dont il s'agit, elle eft prece-
dée en quelque forte de fon
explication, à caufe de ce
qu'on a dû dire en cet endroit,
touchant la Caffetiére repre-
fentée par la premiere figure.

Il en eft prefque de même
de la figure qui eft à la page 162. car tout ce que j'en

puis dire icy, eſt que le corps de ce Fourneau eſt de terre cuitte, & que le deſſus peut être de la matiere même des Caffetieres, c'eſt-à-dire de cuivre ou d'argent; car quand à la Lampe ſa forme eſt aſſez indifferente pourvû qu'elle ait trois mêches, qui répondent chacune vers le milieu du fond de chaque Caffetiere.

Pour ce qui eſt de la Planche qui eſt à la page 168. je dois dire que la premiere Figure repreſente un cabaret à Caffé, qui ne ſçauroit être bien ſeant ſans être d'argent, & que celuy de la deuxiéme figure, eſt ordinairement de veritable lachinage; mais que néanmoins nos Ebeniſtes en font de façon de la Chine, qui ne laiffent pas d'être tres propres & tres honneftes, & qui font comme les veritables Chinois, ou carrez, comme celuy dont je parle, ou Octogones, ou ronds, ou de diverfes autres formes.

CHAPITRE III.

Des figures de la troifiéme partie.

EN parcourant le traité du Chocolat, qui fait le fujet de la troifiéme partie de cét Ouvrage ; on trouve à la page 203. une Figure qui reprefente le Cacavifére avec fon fruit entier ; mais qui ne demande pour explication, que ce qui en a efté dit dans le

Chapitre

chapitre deuxiéme de cette même partie, où il est particulierement traité du Cacao, c'est à dire des amandes renfermées dans ce fruit, & qui sont la matiere principale du Chocolat.

Il en est ainsi de la figure qui est à la page 205. & qui represente les diverses especes de Cacao, car elle est immediatement suivie d'une suffisante explication.

Quand à la figure qui est à la page 247. & qui represente un homme faisant la pâte de Chocolat, il faut observer que les pieds qui soûtiennent la pierre, doivent être de fer, & qu'ils doivent faire corps avec le chassis de même matiere qui est marqué A & qui tient

D d

tout le carré de la pierre dans
le milieu de fon épaiffeur,
cè qui fert beaucoup à la
conferver, empêchant même
qu'elle ne foit s'y facilement
fenduë par la chaleur, au
refte la chaufrette marquée
B, peut être de terre ou de
fer, mais quand on fait le
Chocolat fur un plancher de
bois, il eft mieux qu'elle foit
de terre, quoy qu'étant de
fer on pourroit mettre une
tuile au deffous. Il eft à remarquer qu'elle doit être
mife fous la pierre, une
heure au moins avant que
de commencer le travail, afin
quelle foit chaude quand on
y mettra le Cacao, mais avec
cette obfervation, qu'il ne
faut d'abord qu'un brafier

peu ardent pour mieux con-
ſerver la pierre, qu'une chaleur trop forte & trop ſubite
ne manqueroit pas de caſſer.

Reſte à dire que les deux ex-
tremitez du rouleau ſont beaucoup plus menuës que ſon milieu, qui doit avoir au moins la
groſſeur d'une forte torche,
& qui doit être limé & poly, &
enfin que ces meſmes extremi-
tez reçoivent en forme d'Eſ-
ſieux deux poignées de bois,
qui facilitent beaucoup le
mouvement qui doit être donné au rouleau pour écraſer
le Cacao & le Sucre, & pour
incorporer tous les ingrediens
de la pâte.

Je viens maintenant au
preſſoir qui eſt repreſenté à la
page 253. & dans la forme du-

quel on doit remarquer fon
écroüe marqué A, à l'extre-
mité fuperieure duquel eft le
travers qui fert à le tourner;
pour ce qui eft de fon extremi-
té inferieure, elle eft jointe au
carré ou table de bois qui fert
à preffer également la feüille
de deffus, celle de deffous é-
tant appuyée fur le fond du
preffoir, ainfi qu'on peut l'i-
maginer.

Il eft à remarquer que par
l'ufage de ce preffoir, non feulement on tire la graiffe fur-
abondante du Cacao, à l'ayde
du papier gris qui s'en imbibe,
mais on confume même par la
chaleur, les parties mufilagi-
neufes qui le rendent rela-
chant & affoibliffant.

Aprés tout n'ayant rien à

dire sur les Moulinets qui sont
figurez à la page 274. & où
leurs differentes formes sont
assez clairement exprimées, je
finirois cette troisiéme partie,
si pour satisfaire à la curiosité
de quelques personnes, je ne
me trouvois obligé à déduire
dans le Chapitre suivant, les
Marchandises à la dispensa-
tion desquelles nos Artistes
sont particuliérement occu-
pez.

CHAPITRE IV.

Des Marchandises qui sont actuel-
tement dispensées par les Artistes
du Laboratoire Royal des qua-
tre Nations.

A l'occasion des exercices
que j'ay l'honneur de di-
D d iij

riger ſous les ordres de Mon-
ſieur le premier Medecin du
Roy, concernant la recherche
& Verification des nouvelles
découvertes de Medecine, les
Artiſtes que j'employe à cét
effet s'occupent encore autant
utilement pour le public que
pour eux-mêmes, à la diſpen-
ſation des Remédes, Inſtrumens & Machines, dont on va
voir le dénombrement.

La Teinture cordiale ou
Or potable, & la poudre
Diaphoretique d'or.

La Pierre infernale, la Teinture & le Vitriol de Lune,
ou Argent.

Le Sel, les fleurs & le Ma-
giſtere de Zink, d'Etain & de
Biſmuth, ou Eſtain de glace.

Le Sel, le Magiftere, le Baume & l'Efprit ardent de Saturne ou plomb.

Les Criftaux & l'Efprit de Venus, ou Cuivre.

Le Crocus aftringent , le Crocus aperitif, la Teinture, l'Extrait & le Sel de Mars, Fer ou Acier.

Le Sublimé doux, le Precipité blanc, le Precipité rouge, le Precipité jaune ou Turbit mineral, & l'Huile de Mercure ou argent vif, & generalement toutes les preparations Chimiques des Metaux & Marcafites.

Le Regule, le Soulfre doré, le Crocus, le Verre, le Diaphoretique, les Fleurs, le Cinabre, l'Algaroth, le Bezoard, & l'Huile ou Beure d'Antimoine.

Le Magiftere, le Sel & la Teinture de Corail.

Le Criftal mineral, le Sel Policrefte, l'Eau forte, l'Efprit & le Sel Alkali du Nitre ou Salpeftre.

L'eau Regale, les fleurs, l'Efprit volatile & l'Efprit fixe de Sel armoniac.

L'Eau Stiptique, la Pierre Medicamenteufe, le Gilla, le Sel & l'Efprit de Vitriol.

L'Eau & l'Efprit d'alun.

Les Fleurs, le Baume, le Sel, le Magiftere & l'Efprit de Souphre.

L'Huile & le Sel volatile de fuccinum, Karabé ou Ambre jaune.

L'Effence d'ambre-gris, l'Huile de Briques ou des Philofophes, l'Efprit de Sel, & ge-

neralement toutes les preparations Philofophiques, concernant les Sels Mineraux & les
Bitumes.

La Refine de Jalap, la Refine de Scammonée, l'Extrait
d'aloës & l'extrait de Rhu-
barbe.

L'Huile & le Sel de Gayac.

L'Effence & l'Eau diftillée
de Canelle.

La Teinture, l'Extrait & le
Sel de Quinquina.

L'Effence de Gerofles, l'Huile de Mufcades, les Fleurs de
Storax, l'Huile de Mirrhe,
l'Huile & les fleurs de Benjoin.

L'Eau de Vie rectifiée, l'Eau
de Vie Theriacale. l'Efprit de
Vin rectifié, l'Efprit de Vin
Tartarifé, & l'Efprit de Vin
Camphoré.

L'Efprit de Sucre, le Vinaigre diftilé, & l'Eáu rouge de la Reine d'Hongrie ou Efprit de Vin compofé.

L'Excellente Eau de la Reine d'Hongrie de Montpellier, & celle qui eft preparée publiquement avec l'Efprit de Vin rectifié & les pures fleurs de Rofmarin.

L'Eau de Cordouë, l'Eau de fleurs d'Oranges, l'Eau de millefleurs, l'Eau d'Anges, & le Lait virginal.

La Crefme, la Teinture, le Magiftere, le Sel Volatile & le Sel Emetique de Tartre.

Les Pierres à Cauteres.

Le Laudanum ou extrait d'Opium.

L'Huile & le Sel de Tabac.

L'Huile & l'Efprit de Therebentine.

L'Huile de Camphre.

L'Huile & l'Esprit de gomme Ammoniac.

Le Sel & l'Eau distilée d'Ozeille, d'Absinthe, de Cochlearia, de Cresson, de Melisse, de Mirthe, de Roses, de Lavande, de Courges, de Melons, de Citrons, de Fraises, de Noix, de Pissenly, d'Aigremoine, de Menthe, de Serpolet, de Scordium, d'Alkequange, de Veronique, de Chelidoine, de Laituës, de Fenoüil, de Pavots, de Primevere, d'Argentine, de Nenuphar, de Chicorée, de Reyne des prez, de Tilleüil, de Cerfeüil, de Pourpier, de Melilot, de Bourache, de Rhuë, de Quintefeüille, de Muguet, de Centaurée, de Scabieuse, de Scorçonnere, d'Houblon, d'Armoife, de Sabine, de Rofmarin, de Geniévre, de Perficaire, de Lis, de Sureau, de Thim, de Sauge, de Confolides, de Parietaire, de Soucy, de Fume-terre, de Buglofse, de Plantain de Chardon beny, de Mille-pertuis, &c.

L'Effence, de Rofmarin, de Sabine, de Rhuë, de Sauge, de Sariette, d'Anis, de Fenoüil, de Fleurs d'Oranges, de Jaf-min, de Tubereufes, de Geniévre, &c. Et generalement toutes les preparations Spagi-riques qu fe font fur les diver-fes parties des plantes.

La Poudre, l'Axunge, l'Ef-prit Sudorifique & le Sel vôla-tile de Viperes.

L'Efprit & le Sel volatile de Crapaux, de Corne de Cerf & d'urine.

Les Eaux diſtillées de Teſte de Cerf, & de Sperme de Grenoüilles.

L'Eſprit de Miel, l'Huile de Cire, & generalement les Remedes qui ſe tirent des animaux entiers ou de leurs parties.

L'eau de pluye, l'eau de neige, l'Eau de roſée de May, & generallement les Eaux qui ſe tirent des Méteores.

Le Sirop d'œillets, le Sirop de Grenades, le Sirop de Corail, le Sirop de Canelle, le Sirop Magiſtral, le Sirop de Kermes, le Sirop de Fleurs d'Oranges.

Le Sirop de Capillaires de Paris, de Montpellier & de Canada.

Les Tablettes de Guymauves, & les Tablettes d'Acier.

La conferve de Rofes, la conferve de fleurs d'Oranges, la conferve de Violettes, la conferve d'Ache , & la conferve de Kinorhodon ou Grattecul.

La Confection d'Hyacinthe & la Confection d'Alkermes, fimples ou ambrées.

Les Pillules perpetuelles, les Pilules d'aloës, Ante cibum ou de Franfort, les Pilules de Mercure & les Pilules Catholiques.

Le Sucre d'Orge & les Sucs de Regliffe, de Blois & d'Alençon.

L'Orvietan Original d'Italie, & la Theriaque de Paris, de Venife & de Montpelier.

Les Trochifques, les Huiles, les Baumes, les Emplaftres, les Ceroüennes, les Onguents

les Cerats, & generalement tous
les Remedes de la Pharmacie
ordinaire.

Le Sirop de Vanilles qui se
met dans le Chocolat en place
de Sucre pour en augmenter
l'agrément, & qui est d'un
effet merveilleux dans les rhumes & dans les fluxions de
poitrine.

Le Sirop de Caffé qui se
met pareillement dans le Caffé,
pour en augmenter l'agrément
& les vertus.

Le Sirop de Thé simple,
dont ont fait le mesme usage à
l'égard de la boisson de Thé,
& le Sirop de Thé Febrifuge,
qui guerit en tres peu de jours
& de prises, toutes les especes de Fiévres d'accez.

Les Remedes du Roy communiquez par feu Monfieur le Prieur de Cabriere, & divers autres remedes experimentez pour la guerifon des Hernies ou Defcentes.

L'Eau, les grains & les parfums Hyfteriques, & divers autres Specifiques contre les Vapeurs, les Suffocations, les Retentions, les pertes blanches, & les autres maladies de la Matrice.

Le Chocolat degraiffé, le Caffé Volatile, & le Thé en conferve.

Le Baume blanc de Judée.

Le Verjus & le Fiel de Bœuf preparez.

La Pâte d'Amande, la Crême de Perles, l'Eau de Secondine, l'Eau de Fraifes, l'Eau & la Pomade Cofmetique, & diverfes

fes autres preparations pour corriger le vices de la peau, du Visage & des mains.

Le Baume Apoplectique ou Parfum d'Angleterre.

L'Essence Vegetale, & divers autres remedes pour arrester la douleur & la Carie des dents.

L'Opiatte de Corail., la Pomade rouge, & divers autres remedes pour les vices des Dents & des Lévres.

Le Baume vert de Monsieur de Blegny, l'Eau Phagedenique, le Baume du Perou, l'Eau d'Arquebusades, le Colire de Lanfrant, & plusieurs autres Topiques tres efficaces, pour Cicatriser les playes & les Ulceres.

L'Eau Ophtalmique, l'Onguent oculaire, la Tutie pre-

E e

parée, & divers autres remedes côtre les maladies des yeux.

L'Opiate Antivenerien, les
Bougies, l'Injection amortif-
fante, l'Onguent Cicatrifatif,
& generalement les plus promts,
les plus faciles & les plus affu-
rez Specifiques contre les Maladies Veneriennes.

L'Huile de Palmes, & l'Em-
plaftre contre les douleurs des
Rhumatifmes & de la Goutte.

La Pomade contre les He-
morrhoïdes.

L'Onguent infaillible contre
la Teigne.

Les Grains purificatifs du
fang.

La Poudre Cephalique, l'O-
piate vomitive, & divers autres
Remedes contre la Migraine, &
toutes autres douleurs de tefte.

Les Caffolettes Royales à Lampe & à Girandolles, fer-vant à parfumer & à des-infecter les Chambres pour le plaifir & pour la fanté, tres commodement & à tres peu de frais, fans aucune aparence de fumée, la vapeur qui s'en exhale étant imperceptible.

Le Lait Virginal d'Amarante, qui fortifie le Cœur & le Cerveau, & qui refifte à l'air infecté qui caufe la pefte, la petite verolle, la diffenterie & les autres maladies populaires & contagieufes, en la recevant en vapeur par la refpiration, au moyen des Caffolettes Royales.

Les Sels de Thé, de Caffé & de Cacao.

Le Cachou Ambré, & les Paftilles d'Efpagne pour la

bouche & pour les Parfums.

Toutes les especes de pots à Thé, de Caffetieres & de chocolatieres, nouvellement inventées par Monsieur de Blegny, pour preparer tres utilement le Thé, le Caffé & le Chocolat. avec le Livre nouvellement Imprimé par Privilege du Roy, qui enseigne le bon usage qu'on doit faire de ces boissons, & des utenciles qui servent à les preparer.

Le Thé de la Chine, la Fleur de Thé du Japon, & les Vanilles de Guatimala.

L'Ambre, le Musc & la Civette de la meilleure qualité.

Toutes sortes de Vases de Porcelaines, de Cristal, de racines & de bois veinez, pour prendre les Sirops & les autres boiſſons cy-devant ſpecifiées.

Diverſes pierres Medicamen-
teuſes pour preparer en tous
lieux & à peu de frais, toutes
ſortes d'Eaux minerales artifi-
cielles.

L'Eau digeſtive qui fortifie
le cœur & l'Eſtomach, & qui
rectifie les vices de la digeſtion.

Les Eaux diſtillées de Thé
& de Caffé.

La Machine admirable nou-
vellement inventée par Mon-
ſieur de Blegny, qui n'eſt
qu'auſſi grande & preſque auſſi
peſante qu'une mediocre mar-
mite, & dans laquelle neanmoins on peut preparer toutes
ſortes d'alimens & de ragouſts,
rôty, boüilly, friture, grillades,
patiſſeries, &c. auſſi bien que
toutes ſortes de remedes, même

les plus difficiles & les plus la-
borieux de la Chimie , fans
bois ny charbon , fans fujet-
tion ny embarras quelconques,
à feu toûjours ègal , en moins
de temps & à moins de dépens
que toutes les operations &
preparations qui fe font à l'ordinaire ; fervant en outre à
rôtir la graine & à preparer
la boiffon de Caffé, fans per-
mettre la diffipation d'aucune de fes parties volatilles, &
rôtir & degraiffer le Cacao
pour la preparation du Chocolat : en un mot à tout ce qui
peut demander du feu.

Le Trefor d'Efculape qui
n'occupe que la quatriéme partie d'une poche ordinaire , &
qui contient diverfes boëtes &
fioles, où font renfermez tous

les Remedes qui peuvent fervir aux occafions preffantes &
fubites ; ce qui eft d'une tres
grande utilité aux perfonnes
fujettes aux vapeurs, à celles
qui font menacées d'Apoplexie
ou d'autres maladies promptes
& mortelles, à celles qui ont
quelque lieu de craindre les
venins ou poifons, & particulierement à celles qu'une ar-
dente charité conduit dans les
prifons & dans les maifons des
pauvres infirmes.

L'Orvietan Catholique, ou
antidote univerfel qui ne coute
prefque rien , & qui furvient
à toutes les maladies des pauvres gens & de leurs beftiaux.

L'Huile de Nicotianne & divers autres Specifiques contre
la fourdité & le tintement d'O-
reilles.

La Pomade Hemorrhoydale
& divers autres topiques pour
refoudre & pour adoucir les
Hemorrhoïdes.

Les Bandages de la Manu-
facture Royale, à reffort brifez
& à vis, montez fuivant les
obfervations de Monfieur de
Blegny qui en eft l'Inventeur,
pour affurer la guerifon des
Hernies ou Defcentes curables, & pour retenir les plus
gliffantes & les plus fortes, dans
tous les differens mouvemens
du corps.

Les Bandages & les Peffaires
qui arreftent toutes efpeces de
Defcentes de Matrice.

La Poudre Cornachine, la
Poudre Hydragogue, & plu-
fieurs autres Specifiques fingu-
liers contre les Hidropifies curables.   Les

Les Dragées purgatives & les Maſpains purgatifs.

Le Corail & les Yeux d'E-creviſſes preparez.

L'Eau d'Ognon, l'Eau de Bellegarde, l'Eau Imperiale, & les autres compoſitions plus efficaces contre le gravier, les pierres, les glaires, & genera-lement ce qui cauſe les coli-ques Nephretiques.

Le Diabotanum, & divers autres Emplâtres pour reſou-dre & diſſiper les Loupes.

Les Beſicles à reſſort pour redreſſer les yeux bigles, & les autres Inſtrumens, Machines & Remedes Specifiques, pour la preſervation & pour la gue-riſon de toutes les eſpeces de maladies curables, qui ont été examinez & approuvez par

F f

les premiers & plus fameux
Medecins & Chirurgiens de
la Cour & de Paris ; ainsi qu'il
est justifié par les approbations
authentiques qu'ils ont accor-
dées à Monsieur de Blegny, &
qui sont incerées à l'entrée de
ses Livres , dont le Catalogue
ensuit.

L'Art de guerir les Mala-
dies Veneriennes , expliqué
par les principes de la Nature
& des Méchaniques. 3. Vo-
lumes in 12. qui se vendent
4 l. 10. s.

Les Recueils des Journaux
de Medecine, contenant toutes les nouvelles découvertes
des Medecins & Artistes de
ce siécle. 3. Vol. in 12.   6. l.

Le Remede Anglois, publié par ordre du Roy, avec les observations de Monsieur le premier Medecin de sa Majesté, 1. Vol, in 12.   1. l.

La Doctrine des Rapports de Chirurgie , fondée sur les Maximes d'usage, & sur la disposition des Nouvelles Ordonnances.   1. Vol. in 12. 1. l. 10. s.

Les Observations qui ont esté faites sur les Astres depuis l'Invention des Lunettes d'approche, avec les utilitez qu'on en peut tirer pour la pratique de la Medecine. 1. l. 10. s.

Dissertation sur un Remede qui guerit la Maladie Venerienne promptement, surement & facilement.   15. s.

L'Histoire Anatomique d'un

Enfant qui a esté 25. ans dans
le ventre de sa mere, avec des
des Refléxions qui en expli-
quent tous les Phœnomenes.
10. sols.

L'Art de guerir les Hernies
ou Descentes, avec la cons-
truction l'usage & les utilitez
des Bandages à ressort inven-
tez par l'Autheur, un volu-
me in 12.   1 l. 10 s.

Et quelques autres aussi
curieux.

Au reste presumant que les
Curieux seront bien aise de
trouver icy une plus ample
description des Cassolettes
Royales, que ce qui vient
d'en être dit, j'ay crû qu'on
trouveroit icy avec plaisir,
les reigles que j'ay données

pour le bon usage qu'on en doit faire.

CHAPITRE V.

Des Cassolettes Royales, nouvellement inventées par l'Autheur.

PEndant tout le cours de la vie humaine, les actions naturelles causent également la dissipation des substances spirituelles & corporelles, dont la reparation doit être continuelle dans chaque personne pour sa conservation. Les substances spirituelles sont reparées par l'air que nous respirons, & les corporelles par toutes les sortes d'alimens liquides & solides que

nous recevons par la bouche,
& que nous comprenons ſous
le terme general de nourriture ; mais tout de même que
l'uſage des mauvais alimens
nous determine à toutes eſpeces de maladies , de même
auſſi un air impregné de par-
ticules impures & contraires
à nôtre conſtitution , ne tend
que trop efficacement à la de-
ſtruction de nôtre ſanté : c'eſt
pourquoy lors que nous ſommes libres ſur le choix des
alimens , nous preferons naturellement les plus ſains & les
plus conformes à nôtre tem-
peramment , & lors que nous
ſommes abſtraints à la neceſſité d'uſer ſans diſtinction de
ceux qui nous ſont le plus contraires , nous nous efforçons

par differens moyens d'en corriger les plus méchantes qua-
lités. La même chofe fe pratique à l'égard de l'air. On choi-
fit le meilleur quand on peut.
On corrige le mauvais autant
qu'il eft poffible, & il eft tres
raifonnable d'en ufer ainfi ;
mais les moyens qui ont été
pratiqués jufques icy pour
cette rectification, fembloient
demander quelque rafinement
pour une jufte œconomie &
pour une plus grande uti-
lité.

C'eft pourquoy ayant été
penetré par les remontrances
de nos Artiftes. Je me fuis at-
taché à ce rafinement avec
tant de fuccez, que j'ay in-
venté un tres agreable moyen
pour parfumer les chambres

F f iiij

dans tous les differends be-
ſoins qu'on en peut avoir , &
cela ſi commodement & à ſi
peu de frais, qu'il ſeroit diffi-
cile de donner au public
une invention plus avanta-
geuſe.

Ce moyen eſt une petite lampe tres propre, ayant deux pe-
tites conſoles qui ſoutiennent
un globule de criſtal, dont
l'embouchure forme un tuyau
tres delicat, un peu courbé
dans ſon milieu en forme d'an-
gle mouſſe. La petiteſſe de ce
globule n'empêche pas qu'il
ne contienne une quantité
conſiderable de liqueur à cauſe de ſa forme ronde. C'eſt
dans ſa capacité que doit être
contenuë la liqueur qu'on
veut reduire en vapeur pour

parfumer les chambres , & il
fuffit pour qu'elle y entre ,
qu'on chauffe un peu le globule , & qu'on mette enfuite
le bec dans la liqueur qu'on
y veut infinuër , car elle y eft
attirée naturellement par la
chaleur & par le vuide ; alors
ayant placé le globule fur le
cercle qui eft foûtenu par les
deux confoles , & mis dans la
lampe qui eft au deffous, un
peu d'efprit de vin & une petite mêche de coton , on allu-
me cette mêche , qui fans fe
confommer fait une petite
flamme tres agreable , au
moyen de laquelle le globule
étant échauffé , la liqueur
boüillonne & s'exhale par le
petit tuyau , d'où refulte une
vapeur continuelle , qui eft

prefque imperceptible, & qui
ne laiffe pas de parfumer toute la chambre.

On peut placer cette lampe
en tel endroit de la chambre
qu'on veut, du moins fi on en
excepte le deffous de la che-
minée, par le tuyau de laquelle
la vapeur s'exhaleroit. On
peut même le cacher dans un
recoin ou derriere un pilaftre
d'alcove, obfervant feulement
que plus il eft bas placé, plus
l'air de la chambre fe trouve
également parfumé, le propre
de la vapeur étant de monter.
On peut auffi dans un même
lieu en mettre deux ou tel autre nombre que l'on veut, fe-
lon qu'il doit être plus ou
moins parfumé, quoy qu'un
feul foit fuffifant, pour ôter

toute la mauvaiſe odeur d'une grande chambre, & pour la remplir du parfum dont on a fait choix.

Il eſt à remarquer, qu'en empliſſant ſeulement les deux tiers du globule de quelque liqueur odoriferante que ce ſoit, elle ne ſe trouve qu'à peine diſſipée en l'eſpace d'une heure, pendant lequel il ne s'uſe qu'à peine pour trois deniers d'eſprit de vin, ſi bien que la liqueur odoriferante ne pouvant valoir qu'à peu prés autant, il arrive que pendant tout le temps qu'une Dame peut être à ſa toilette, ſa chambre eſt tres-agreablement parfumée, ſeulement en faiſant au plus un ſol de depenſe.

Ce qu'il y a en cela de commode, est qu'on n'a pas la su-
jettion d'observer la consom-
mation de la liqueur, pour se
mettre en peine d'éteindre la
Lampe lors que la globule pa-
roit vuide; car bien qu'il soit
tres mince, j'ay trouvé le moyen de le rendre propre à re-
sister au feu sans contenir aucune liqueur, pendant tout le
temps que l'on veut.

Ces parfums ont encore cela
de plaisant, qu'on en peut faire placer autant qu'on veut,
sur les branches des lustres de
crystal, ou de toutes autres especes de Girandolles & de
chandeliers à plaques, pour
parfumer les salles & les chambres, lors des bals, des balets,
ou des autres fêtes galantes,

car les lampes de ces Caſſo-
lettes font du moins un auſſi
agreable effet que les bougies; outre qu'on peut y en
mettre un tres grand nombre,
fans craindre qu'il faſſe à
beaucoup prés tant de fumée,
que la moindre paſtille miſe
dans une Caſſolette commune, ou que la moindre quantité d'eau odoriferante miſe
fur une pelle chaude, qui font
les deux façons ordinaires de
parfumer les chambres, & qui
ſot l'une & l'autre deffectueu-
ſes en cela, qu'elles conſom-
ment beaucoup de matiere en
peu de temps, & qu'il en exhale une vapeur ſi épaiſſe, qu'il
ne ſe peut qu'elle n'apporte un
grand dommage aux lits, aux
tapiſſeries & autres meubles.

Au surplus lorsqu'il ne s'agit que du plaisir , on peut faire choix du parfum qu'on ayme le mieux , la pastille même , & les autres parfums solides pouvant à cét effet être dissous dans de l'esprit de vin, ou dans telle autre liqueur que l'on veut ; mais sans cela on a assez d'autres liqueurs odoriferantes , par exemple l'eau-rose commune , l'eau de roses muscades , l'eau de mille fleurs , l'eau de fleurs d'oranges , l'eau de Cordouë , l'eau d'Ange, &c. qui donnent un parfum tres agreable, aussi bien que le lait virginal de Benjoin, & la liqueur qui se trouve dans ces especes de pots pourris, qui sont composés avec les fleurs les plus odoriferantes.

Outre ces liqueurs , le lait virginal d'Amarante que je fais preparer en nôtre Laboratoire, eſt d'une odeur tres ſuave & tres ſalubre, ayant la proprieté de fortifier le cerveau & le cœur , & de reſiſter puiſſamment à toutes eſpeces de mauvais air ; c'eſt pourquoy il doit être preferé à toute autre liqueur odoriferante , lors qu'en temps de peſte, de pourpre , de petite verole , de diſſenterie & de toute autre eſpece de maladies contagieuſes , il s'agit de rectifier un air malin & veneneux , & de s'oppoſer à ſon inſinuation dans la maſſe du ſang.

Il y a encore beaucoup d'autres indiſpoſitions dans leſquelles on peut tirer un tres

grand fecours de ces Caffolettes, en mettant dans les globu-
les certaines liqueurs conve-
nables, car ces liqueurs étant
receuës en fumée par la refpiration, elles s'infinuent di-
rectement dans les poulmons,
d'où elles font incontinant
portées au cœur, & enfuite
dans les vaiffeaux fanguinai-
res fans rien perdre de leur
vertu, ce qui les rend plus efficaces que fi elles avoient été
prifes par la bouche, puif-
qu'elles ne fçauroient foûte-
nir les digeftions & les filtra-
tions qui fe font dans les
voyes de la nourriture, fans
être confiderablement alte-
rées: c'eft pourquoy lors qu'on
voudra refifter à un affoupif-
fement incommode fans ufer
de

de Thé n'y de Caffé, on pourra mettre dans le globule l'eau distillée de l'une ou de l'autre de ces boissons, de même que pour corriger une insomnie on y pourra mettre l'eau de pavot.

L'eau de serpolet servira pour arrêter & pour digerer les Rhûmes & catharres. L'oxicrat fait avec l'eau-rose & le vinaigre de saturne, sera employé pour temperer les fiévres ardentes & continuës. L'eau rouge de la Reine d'Hongrie arrêtera tres souvent les fiévres intermittantes. L'eau styptique sera d'un grand effet contre les hemorragies du nez, contre les expectorations sanglantes, & contre les pertes de sang de la

Gg

matrice. L'eau de muguet fer-
vira beaucoup dans la migraine. L'eau hyſterique de nôtre
Laboratoire abaiſſera preſque toutes les eſpeces de vapeurs dans les deux ſexes.
Nôtre eau de vie Theriacale
ſera un grand remede contre
les défaillances & contre les
palpitations de cœur. L'eau
de limaçons aidera aux fôn-
ctions du foye. Les eſprits de
cochlearia & de creſſon reſi-
ſteront puiſſamment à la ma-
lignité du ſcorbut, & détrui-
ront efficacement, toutes eſpeces de diſpoſitions mélan-
coliques & hypocondriaques.
L'eau d'oignons mêlée avec
un peu d'eſprit de Therebentine, appaiſera preſque toûjours la colique nephretique,

& poussera par les urines le
gravier des reins, des ureter-
res & de la vessie. Les regles
retenuës pourront être provo-
quées par la seule vapeur de
certaines Eaux aux femmes
& filles dont on sera assûré.
Les pertes blanches seront
souvent absorbées par les es-
prits de *succinum* & de Therebentine mêlés en portion éga-
le. L'eau alumineuse abrege-
ra de beaucoup l'accés de la
goutte ; enfin les Medecins
pourront aisément pourvoir
par ce moyen, à une infinité
d'autres maladies simples &
compliquées, par la vapeur
d'une infinité d'autres especes
de liqueurs, qu'ils pourront
prescrire au besoin, suivant
les regles de l'Art, au moyen

dequoy ils auront le plaisir de
les guerir pour la plûpart ,
sans exciter les degoûts , les
horreurs & les troubles, qu'on
ne fait que trop souvent res-
sentir à la nature, en donnant
par la bouche les remedes qui
sont de l'usage ordinaire , ce
qui n'interrompt que trop souvent les mouvemens salubres
qui tendent à la guerison.

Au reste on doit dire que ces
Cassolettes ont été si agreable-
ment receuës du Roy & de
toute la Cour, quelles ont me-
rité a juste tiltre le surnom de
Royales , que j'ay crû leur
devoir donner.

FIN.

TABLE

DES CHAPITRES

contenus dans ce traité du Thé, du Caffé, & du Chocolat.

PREMIERE PARTIE,

Traitant de la nature, des proprietés, & de l'usage du Thé.

TABLE.

SECONDE PARTIE,

Traitant de la nature, des proprietés, & du bon usage du Caffé.

TABLE.

TABLE.

QVATRIEME PARTIE,

Contenant l'explication des Figures, comprifes dans les parties precedentes, & quelques remarques fur des fingularitez de nouvelle invention, relatives au même fujet.

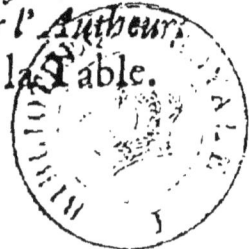